BEI GRIN MACHT SICH IHR WISSEN BEZAHLT

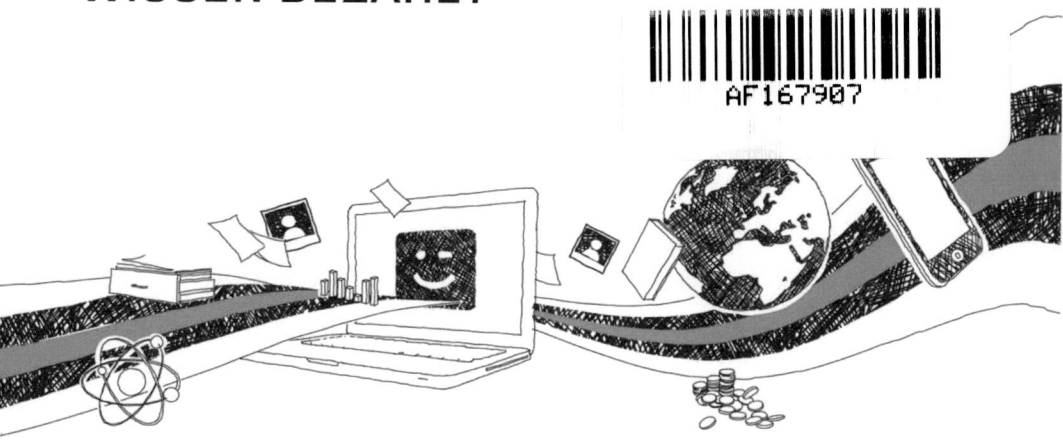

AF167907

- Wir veröffentlichen Ihre Hausarbeit, Bachelor- und Masterarbeit

- Ihr eigenes eBook und Buch - weltweit in allen wichtigen Shops

- Verdienen Sie an jedem Verkauf

Jetzt bei www.GRIN.com hochladen und kostenlos publizieren

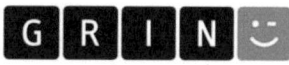

Online Beratung.
Unprofessionelle Ferndiagnose oder kontaktlose Alternative?

Anke Dohemann

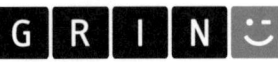

Bibliografische Information der Deutschen Nationalbibliothek:

Die Deutsche Nationalbibliothek verzeichnet diese Publikation in der Deutschen Nationalbibliografie; detaillierte bibliografische Daten sind im Internet über http://dnb.d-nb.de abrufbar.

ISBN: 9783346584724
Dieses Buch ist auch als E-Book erhältlich.

Druck und Bindung: Books on Demand GmbH, Norderstedt Germany
Gedruckt auf säurefreiem Papier aus verantwortungsvollen Quellen

Das vorliegende Werk wurde sorgfältig erarbeitet. Dennoch übernehmen Autoren und Verlag für die Richtigkeit von Angaben, Hinweisen, Links und Ratschlägen sowie eventuelle Druckfehler keine Haftung.

Das Buch bei GRIN: https://www.grin.com/document/1167717

Diploma
private Hochschulgesellschaft mbH

Bachelor of Arts – Soziale Arbeit

Onlineberatung – Unprofessionelle Ferndiagnose oder kontaktlose Alternative

Verfasserin: Anke Dohemann

I

Inhaltsverzeichnis

1 Einleitung

In den Medien wird immer häufiger von Onlineberatung und Online- oder Telefon-Sprechstunde gesprochen, Ärzte die Krankmeldungen über Telefon ausstellen, sowie Video-Konferenzen unter anderem im Bundestag und selbst Schulen lernen mittlerweile online. Zudem lassen sich bei zunehmenden Fallzahlen von Coronainfizierten, teils jahrelange Wartezeiten und ein Rückgang des Beratungsspektrums erkennen.

Gerade innerhalb des letzten Jahres, unter den Bedingungen der Corona-Pandemie, hat die Digitalisierung in allen Bereichen einen enormen Aufschwung erfahren. Neben vielen Bereichen in die Digitalisierung Einzug erhalten hat, ist auch die Soziale Arbeit davon beroffen.

In Zeiten von Corona, Abstandsregelungen und Kontaktbeschränkungen stellt sich mir die Frage, wie sich Beratung professionell umsetzen lässt. Was braucht es an gesetzlichen Regelungen und vor allem ist Onlineberatung eine kontaktlose Alternative zur konventionellen Beratung oder doch nur eine unprofessionelle Ferndiagnose. Genau diese Fragen zur Onlineberatung möchte ich nachfolgend umfassend beleuchten.

2 Definition Onlineberatung

Onlineberatung, eine weitreichende Begrifflichkeit. Die unterschiedlichsten Institutionen und Autoren, sowie Forscher haben sich mit der Definition von Onlineberatung befasst, jedoch lässt sich keine einheitliche und universelle Definition festhalten.

Aus verschiedenen Definitionen lassen sich jedoch folgende Kriterien darlegen: Onlineberatung ist

- *technisch* betrachtet eine Beratung auf computergestützter, medialer und interaktiver Basis.

- auf der *Beziehungsebene* betrachtet eine Begegnung, welche sich aktiv und helfend, virtuell über spezielle Kommunikationsformen vollzieht, sowie die Zeit und der Ort frei wählbar bleibt.
- hinsichtlich ihrer *Flexibilität* variabel in der Erreichbarkeit und der möglichen Anonymität.
- *medial* betrachtet zu unterteilen in synchron/asynchron bzw. textbasiert/ nicht-textbasierte Form.

Diese eben erwähnten Punkte zeigen die Vielfältigkeit und gleichzeitig die Wichtigkeit der einzelnen Aspekte, lassen der Interpretationsmöglichkeit jedoch einen breiten Rahmen.

3   Geschichte der Onlineberatung

Die Entwicklung zu einer alltäglichen und selbstverständlichen Nutzung von Medien, wie Apps und sozialen Netzwerken, lässt sich als die "vierte industrielle Revolution" bezeichnen[1]. Diese lässt sich mit ihren Anfängen in die Mitte der 90er Jahre datieren und beginnt mit der Telefonseelsorge, einer allgemeinen Lebensberatung und pro familia mit der Sexualberatung. Um die Jahrtausendwende erschienen die ersten Publikationen zum Thema "Onlineberatung". 2004/2005 wurde in Wien der erste Ausbildungslehrgang entwickelt und die "Deutsche Gesellschaft für Onlineberatung e.V.", sowie das "e-beratungsjournal" gegründet. Es folgte 2008 das erste Fachforum "Onlineberatung". Auch die Caritas und die Diakonie ziehen mit einem Onlineberatungsangebot nach. Das erste Handbuch zur Onlineberatung erscheint, ein Träger-Arbeitskreis entwickelt ein Ausbildungs-Curriculum und das

---

[1] Vgl. https://www.researchgate.net/publication/
333641398_Digitale_Beratung_in_der_Sozialen_Arbeit_-
_ein_Einblick_in_die_gegenwartige_Lage_Erschienen_in_Zeitschrift_fur_Sozialpadagogik

erste Institut für E-Beratung wird zwischen 2009 und 2012 gegründet. Bis heute wurden zudem einige Qualitätsstandarts und -kriterien entwickelt[2]. Die klassischen Beratungen werden vermehrt in die digitalen Kontexte verlegt, sodass sich neue Herausforderungen entwickeln, und an mancher Stelle sogar schon von "Internetstreetwork" die Rede ist[3].

4 Rechtliche Grundlagen

Wichtige rechtliche Aspekte stellen der Datenschutz, die Datensicherung, sowie die Schweigepflicht dar. Zudem kommt außerdem die Anbieterkennung. Jede/r OnlineberaterIn solllte sich mit den gesetzlichen Bestimmungen auseinandersetzen, um die gesetzlichen Vorgaben einzuhalten oder angemessene Maßnahmen zur Einhaltung ergreifen zu können.

Die *Datensicherheit* ist ein Teilaspekt des *Datenschutzes*, wird jedoch nicht weiter rechtlich definiert. Die Datensicherung beschreibt technische und organisatorische Faktor des Datenschutzes. Im Artikel 5 der Datenschutzgrundverordnung (DSGVO) ist geregelt, unter welchen Bedingungen Informationen rechtmäßig verarbeitet werden dürfen, die einen eindeutigen Rückschluss auf eine Person geben. Auch die Dauer der Speicherung ist variabel, sie ist abhängig davon, über welchen Zeitraum sich die Beratung erstreckt. Hierbei sollte transparent dargelegt werden, wie lange und aus welchem Grund die Daten wie gespeichert werden.
Bei der Sicherheit der Verarbeitung von personenbezogener Daten spielten auch die technischen Merkmale eine entscheidende Rolle. Ratsam ist die Einrichtung

---

[2] Vgl. Engelhardt 2018, Seite 19 ff

[3] Vgl. https://www.researchgate.net/publication/
333641398_Digitale_Beratung_in_der_Sozialen_Arbeit_-
_ein_Einblick_in_die_gegenwartige_Lage_Erschienen_in_Zeitschrift_fur_Sozialpadagogik

einer Firewall, sowie die Hinzuziehung eines Fachmannes bei aufkommenden Unsicherheiten[4].

In der Praxis kommen immer häufiger Situationen vor, welche die Vertraulichkeit nicht wahren oder gar ohne Wissen gegen die Schweigepflicht verstoßen.[5] Jedoch sind auch OnlineberaterInnen an die Schweigepflicht gebunden, lediglich in Ausnahmefällen ist diese zu vernachlässigen[6].

Die *Schweigepflicht* ist im § 203 des Strafgesetzbuches geregelt. Mit der Einführung der Datenschutzgrundverordnung (DSGVO) wurden europaweite Standarts festgelegt, in denen der Nutzer im Mittelpunkt steht und ihm mehr Rechte zuspricht[7]. Eine Ausnahme der Schweigepflicht stellt die Entbindung der Schweigepflicht dar, welche schriftlich durch den Zuberatenden abzugeben ist. Weiterhin ist die Schweigepflicht im Einzelfall durch das "Prinzip der Güterabwägung" zu brechen. Sollte ein "rechtfertigender Notstand" erkennbar sein, somit eine Bedrohung für Leib, Leben, Freiheit oder Eigentum der zuberatenden oder einer anderen Person abzeichnen, ist die Schweigepflicht zu brechen, um Gefahren abzuwenden[8].

Jede Webseite, welche nicht ausschließlich privat genutzt wird, muss gemäß dem § 5 des Telemediengesetzes ein Impressum vorweisen. Die *Anbieterkennung* steigert die Vertrauenswürdigkeit des Angebotes und des Anbieters. Dieses muss den vollständigen Namen mit Vor- und Zunamen, die

---

[4] Vgl. Engelhardt 2018, Seite 151 ff

[5] Vgl. https://www.dgsf.org/ueber-uns/gruppen/fachgruppen/online-beratung

[6] Vgl. https://www.dgsf.org/ueber-uns/gruppen/fachgruppen/online-beratung

[7] Vgl. https://www.socialnet.de/lexikon/Onlineberatung

[8] Vgl. https://www.aerzteblatt.de/pdf.asp?id=63334

Postanschrift, sowie mindestens zwei weitere Kontaktinformationen, bspw. Telefonnummer und E-Mail-Adresse enthalten[9].

5 Akteure/Anbieter von Online Beratung

Nach dem Online-Beratungsführer der "Deutschen Arbeitsgemeinschaft für Jugend- und Eheberatung" mit Stand vom 22.12.2020 bieten derzeit 14.693 Beratungsstellen ihre Dienste online an[10].

Besonders effizient hinsichtlich Finanzierung, personeller Ressourcen und Erreichbarkeit scheint ein Zusammenschluss mehrerer Beratungsstellen zu sein[11].

Aktuell ist die Nachfrage nach speziellen Aus- oder Weiterbildungsformaten für OnlineberaterInnen nicht besonders hoch[12]. Grundlegende Aspekte der Aus- bzw. Weiterbildung zum/zur OnlineberaterIn sollten zum einen die beratungsrelevante Grundausbildung und zum anderen die arbeitsfeldspezifischen Kompetenzen enthalten, um adäquat beraten zu können[13].

In der Regel sind die Anbieter auf eine Projektfinanzierung, bzw. Sonderfinanzierung angewiesen.

Besonderes Merkmal der Onlineberatung stellt die gleichzeitigen Eigenschaften von globalen und lokalen Gesichtspunkten, als glokal bezeichnen, dar[14].

---

9 Vgl. https://www.socialnet.de/lexikon/Onlineberatung

10 Vgl. https://www.dajeb.de/beratungsfuehrer-online/beratung-in-ihrer-naehe

11 Vgl. Cleppin/Lerche 2010, Seite 105 ff

12 Vgl. Fachzeitschrift für Onlineberatung und computervermittelte Kommunikation, ohne Seite

13 Vgl. https://www.researchgate.net/publication/333641398_Digitale_Beratung_in_der_Sozialen_Arbeit_-_ein_Einblick_in_die_gegenwartige_Lage_Erschienen_in_Zeitschrift_fur_Sozialpadagogik

14 Vgl. https://www.socialnet.de/lexikon/Onlineberatung

Bei meiner Recherche im Internet bin ich immer wieder auf verschiedene Berufsgruppen und Verbände gestoßen, welche Onlineberatung anbieten. Neben den Sozialverbänden sind hierbei auch landesweite Organisationen wie der Kinderschutzbund oder Pro familia vertreten, aber auch Ärzte, Notare, Anwälte, Steuerberater und natürlich auch Freiberufler sind mittlerweile vertreten.

6   Formen

In der Onlineberatung wird unterschieden zwischen synchroner und asynchroner, sowie textbasierter und nicht-textbasierter Formen. Diesen Formen werden folgende Medien zugeordnet:

- – synchron/textbasiert (Chat und Massanger)
- – synchron/nicht-textbasiert (Video und Internettelefonie)
- – asynchron/textbasiert (Mails und Foren)
- – asynchron/nicht-textbasiert (Sprach- und Videonachrichten)[15]

Im *Chat* erfolgt nicht automatisch eine Eins-zu-eins-Beratung, sondern kann sich auch als Sitzung mit mehrere Personen darstellen. Die Kommunikation ist in dieser Form der Onlineberatung deutlich präsenter als in der Mailberatung, Nach Terminabsprache trifft sich der/die BeraterIn mit dem/der Ratsuchenden zu einem festen Termin in einem festgelegten Chatraum. Eine besondere Hürde ist das gleichzeitige Lesen und Schreiben einer Nachricht, wobei es zu längeren Pausen kommen kann, welche anschließend wiederum zu Verunsicherungen auf beiden Seiten führen kann. Diese Onlineberatungsform ist für Ratsuchende geeignet, welche in der Lage sind teilweise lange Texte niederzuschreiben. Damit ist dieses Angebot recht hochschwellig angelegt[16].In der Chat-Beratung wird zwischen Einzel-Chat und Gruppen-Chat unterschieden. Da in Gruppen-Chats häufig auch die Chat-Mitglieder untereinander in Gespräche kommen, steht dem/ der BeraterIn meist eine Moderatorenrolle zu. Weiterhin gibt es in der Gruppen-

---

15 Vgl. Engelhardt 2018, Seite 16 ff

16 Vgl. https://www.socialnet.de/lexikon/Onlineberatung

Chat-Beratung, als Untergruppierung, den Experten-Chat, hierbei wird zu einem, vor Beginn des Chats, festgelegtes Thema ein/e ExperteIn eingeladen. Eine letzte Möglichkeit der Chat-Beratung beschreibt die offene Sprechstunde. Diese Variante ist besonders für Personen geeignet, welchen das Formulieren von Texten schwer fällt[17].

Im *Massanger*-Beratungsformat, welches dem Chat stark ähnelt, liegen bis heute nur geringe Erfahrungswerte vor. Es wird vor allem zum Austausch kurzer Informationen genutzt bspw. um Termine abzusprechen. Diese Form ist besonders für jüngere Zielgruppen von hohem Interesse, wohl auch, weil der Kommunikation Spracheingabesysteme zur Verfügung stehen[18]. Auch hier liegt ein Fokus auf der Sicherheit der Übertragungswege. Bei der Massanger-Beratung wird häufig eine sofortige Antwort erwartet und eher lässige Konversationssequenzen geschaffen, welche zu unterschiedlichen Zeitpunkten pausieren oder weitergeführt werden können. In dieser Phase der Pause kann diese Form das in Kontakt bleiben positiv begünstigen[19].

Beratung per *Video* erfordert einige technische Merkmale, bspw. Bild- und Tonqualität, sowie eine angemessene Beleuchtung. Problematisch ist zu erwähnen, dass sich die Videoberatung an den infrastrukturellen Voraussetzungen der Region orientiert, diese können während des Beratungsprozesses ebenso zu Störungen führen. Besonders ansprechend ist diese Form für Menschen, welche nicht Lesen und Schreiben können[20].

Die *Internettelefonie* ist derzeit eher die Ausnahme in der Beratungslandschaft.

---

[17] Vgl. Engelhardt 2018, Seite 62 ff

[18] Vgl. https://www.socialnet.de/lexikon/Onlineberatung

[19] Vgl. Engelhardt 2018, Seite 66 ff

[20] Vgl. https://www.socialnet.de/lexikon/Onlineberatung

Insbesondere die *E-Mail-Beratung* erfreut sich einer hohen Attraktivität[21]. Diese ist eine Einzelberatung und unabhäbgig von Zeit und Ort zu nutzen. Eine Beantwortung erfolgt zeitversetzt und bietet die Möglichkeit, sich die Anfrage oder Antwort mehrmals durchzulesen und eventuell sogar zu überarbeiten. Ein direktes Beeinflussen oder Einwirken auf die schreibende Prerson ist nicht möglich. Für die Ratsuchenden kann es eine große Herausforderung darstellen, lange Texte zu lesen oder selbst zu schreiben. Die Mailberatung kann auf Grund der Anlegung eines Nicknamens anonym erfolgen, unabhängig davon gilt die geschriebene E-Mail als wörtliche Dokumentation[22]. Der gesamte Beratungsprozess ist damit in jedem Wort dokumentiert. Besonders an dieser Beratungsform ist dabei, dass gerade durch die Distanz eine Nähe entsteht, indem Beratungsprozesse über Monate oder gar Jahre gehen können. Dabei fallen Signale der Körpersprache in ihrer Gesamtheit weg, was psychologische Nähe schafft. Abschließend ist noch zu erwähnen, dass bei der E-Mail-Beratung gar nicht von "E-Mails verschicken" die Rede sein kann, da der Beratungsprozess über eine verschlüsselte Übertragung auf einer speziellen Onlineberatungsplattform geschieht und keine wirkliche E-Mail versendet wird. [23].

In der Regel erfolgen *Forenberatungen* öffentlich, sodass andere Forenteilnehmer "mitberaten" könnten. Dies stellt den/die BeraterIn vor eine große Herausforderung, denn durch die Mitberatung anderer Teilnehmer können sich Störungen im eigentlichen Beratungsprozess ergeben[24]. Zudem ist keine Begrenzung der Teilnemerzahl vorgesehen. Vor der Professionalisierung der Forenberatung, diente diese häufig als Plattform für Selbsthilfegruppen. Ein wichtiger Aspekt dieser Beratungsform stellt die Möglichkeit des Mitlesens dar,

---

[21] Vgl. Cleppin/Lerche 2010, Seite 108

[22] Vgl. https://www.socialnet.de/lexikon/Onlineberatung

[23] Vgl. Engelhardt 2018, Seite 59 ff

[24] Vgl. https://www.socialnet.de/lexikon/Onlineberatung

dies bedeutet, dass Teilnehmer Beiträge mitlesen können, sich dennoch aber nicht aktiv beteiligen müssen. Die Erfahrung zeigt, dass Ratsuchende durch einen Beitrag häufig enorme Unterstützung durch andere Forenmitglieder erfahren. Die Forenberatung ist eine Form der Beratung, welche einen hohen Aufwand, gerade organisatorisch, mit sich bringt, dennoch aber von vielen Einrichtungen inhaltlich sehr reizvoll erscheint[25].

Beispiel: Pilotprojekt "webwork via smartphone"

Bei dem beispielhaften Pilotprojekt "webwork via smartphone" geht es als Ergänzung zu der herkömmlichen Streetwork um eine virtuell aufsuchende Sozialarbeit, welche zu Zwischenabsprachen und zur Unterstützung bei schulischer und/oder beruflicher Ausbildung, sowie der Eingliederung in das Arbeitsleben bietet. Die klassische Streetwork wird über What'sApp etc. arbeitserleichternd ergänzt, indem eine hoher Grad an Nähe zur Lebenswelt der KlientInnen vorliegt, die ein Nachfragen, Ratschläge und Hinweise geben möglich macht, sodass KlientInnen schnell erreichbar und handlungsfähig sind und bleiben[26].

7   Einsatzfelder

Onlineberatungsangebote und Einsatzfelder bestehen zu allen möglichen Themen und Bereichen, die Umsetzung ist jedoch, je nach Feld und Anbieter, unterschiedlich. Die Themenspanne reicht von kleinen Beratungsstellen mit spezifischen Themenbereichen, bis hin zu bundesweiten Anbietern, welche ein breites Beratungsspektrum anbieten[27].

Folgende Einsatzfelder lassen sich oberbegrifflich und beispielhaft festhalten:

---

[25] Vgl. Engelhardt 2018, Seite 64 ff

[26] Vgl. https://www.researchgate.net/publication/
333641398_Digitale_Beratung_in_der_Sozialen_Arbeit_-
_ein_Einblick_in_die_gegenwartige_Lage_Erschienen_in_Zeitschrift_fur_Sozialpadagogik

[27] Vgl. https://www.socialnet.de/lexikon/Onlineberatung

- Ehe-, Lebens- und Familienberatung
- Erziehungsberatung
- Jugendberatung
- Sexualberatung
- Suchtberatung
- Opferberatung
- Schuldnerberatung
- Schwangerschaftsberatung, sowie
- Angehörigenberatung[28]

8 Der Beratungsprozess

Das Beratungsgeschehen benötigt einen/eine BeraterIn, sowie einen Ratsuchenden. Diese haben jeweils eine einander ergänzende Rolle inne, zwischen denen eine wechselseitige Interaktion statt findet. Es muss eine Problematik auf Seiten des/der Ratsuchenden vorliegen, dem keine eigenen Lösungsmöglichkeiten mehr zur Verfügung stehen und aus diesem Grund eine/n BeraterIn zu Hilfe zieht. In dieser Interaktion ist das Ziel die Aneignung von Fähigkeiten und Kenntnissen zur eigenständigen Problemlösung, welche im Verlauf des Beratungsprozess zu einer Verbesserung der Selbsthilfebereitschaft und Handlungskompetenz der/des Ratsuchenden führen soll. Ratsuchende haben dabei das Recht der Darstellung, sowie der/die BeraterIn die Pflicht des Zuhörens und Fragens besitzt. Hierfür benötigt der/die Berater/In umfassende Kenntnisse hinsichtlich eines Problemsystems, ebenso wie über mögliche Hilfesysteme[29].

---

[28] Vgl. Engelhardt 2018, Seite 70

[29] Vgl. https://www.researchgate.net/publication/
333641398_Digitale_Beratung_in_der_Sozialen_Arbeit_-
_ein_Einblick_in_die_gegenwartige_Lage_Erschienen_in_Zeitschrift_fur_Sozialpadagogik

9 Möglichkeiten und Grenzen

In der heutigen Zeit ist zu beobachten, dass sich einige Menschen sehr stark mit ihren elektrischen Geräten auseinandersetzen und scheinbar eine intensivere Beziehung zu diesen Gerätschaften aufbauen, als zu ihren Mitmenschen[30]. Dies scheint hinsichtlich der Onlineberatung ein Vorteil zu sein, da sich Handhabungsschwierigkeiten durch den alltäglichen Umgang mit dem Medium "Internet" minimieren lassen.

Zudem lassen sich durch die zielgerichtete und effiziente Ausrichtung von Angeboten, aufkommende Mangelsituationen bezüglich personellen und finanziellen Mitteln ausgleichen. Weiterhin stellt sich die Unabhängigkeit von Zeit und Ort positiv dar, gerade in den ländlichen Bereichen, in denen meistens keine fachspezifische Beratungsstelle zur Verfügung steht[31]. Des Weiteren ist dieses Angebot insbesondere für Menschen mit eingeschränkter Mobilität und/oder Behinderung nutzbar und somit für diese Personengruppe von großer Bedeutung[32]. Dieser positive Effekt ist auch auf Seiten der BeraterInnen ein wichtiger Aspekt, denn diese können ihre Reise- und Fahrtkosten minimieren.

Nachteilig ist hingegen die Finanzierung solcher Onlineberatungsangebote. Immer mehr Organisationen haben große Probleme finanzielle Unterstützung zu erhalten und sind diesbezüglich stärker denn je gezwungen, auf andere, innovative Wege zur Finanzierung auszuweichen[33]. Großes Manko der Onlineberatung stellt die Kanalreduktion dar. Hierbei handelt es sich um die Außerachtlassung von Emotionen und Reaktionen, Mimik und Gestik, sodass ausschließlich die geschriebenen Zeichen gedeutet werden können und müssen. Dies erfordert eine besondere Kompetenz zu Lesen von dem/der BeraterIn, um

---

[30] Vgl. Fachzeitschrift für Onlineberatung und computervermittelte Kommunikation

[31] Vgl. Cleppin/Lerche 2010, Seite 109 ff

[32] Vgl. https://www.researchgate.net/publication/
333641398_Digitale_Beratung_in_der_Sozialen_Arbeit_-
_ein_Einblick_in_die_gegenwartige_Lage_Erschienen_in_Zeitschrift_fur_Sozialpadagogik

[33] Vgl. Cleppin/Lerche 2010, Seite 105 ff

"zwischen den Zeilen" zu lesen. Skeptisch ist die Entstehung von Missverständnissen zusehen, da diese nicht in jeder Onlineberatungsform umgehend geklärt werden können[34]. Das bedeutet, dass die Kanalreduktion die Nutzung der Sinne ausschließlich auf den Sehsinn zum Lesen und Schreiben reduziert[35].

10 zukünftige Entwicklung unter Einbeziehung von Corona

In Zukunft wird sich die Technik, wie auch aktuell, stetig und in rasantem Tempo weiterentwickeln, um effizienter und diversifizierter zu werden. Gleichermaßen wird sich auch der Datenschutz entwickeln, sowie sich die Fragestellungen und Problematiken der Beratungseinheiten fortlaufend verändern werden. Insbesondere unter Berücksichtigung neuer sich entwickelneder Bevölkerungsgruppen, beispielsweise SeniorInnen, Immigranten oder Heranwachsende mit fehlendem Elternteil, und der gegebenen Zeitumstände[36]. Die heutige Generation der 20-30-Jährigen ist die zukünftige Generation der 50-60-Jährigen, welche sich wie selbstverständlich mit dem Internet und ihren Formen auseinandersetzen. Auf diese Medienkompetenz muss sich von Seitens der BeraterInnen eingestellt werden[37].

Zukünftig wird es Spezialausbildungen für Onlineberater geben[38].

Dabei muss sich nicht nur die Soziale Arbeit spezifisch mit der Entwicklung der Sozialinformatik befassen[39].

---

[34] Vgl. https://www.socialnet.de/lexikon/Onlineberatung

[35] Vgl. https://www.researchgate.net/publication/
333641398_Digitale_Beratung_in_der_Sozialen_Arbeit_-
_ein_Einblick_in_die_gegenwartige_Lage_Erschienen_in_Zeitschrift_fur_Sozialpadagogik

[36] Vgl. Fachzeitschrift für Onlineberatung und computervermittelte Kommunikation, ohne Seite

[37] Vgl. Cleppin/Lerche 2010, Seite 109 ff

[38] Vgl. Fachzeitschrift für Onlineberatung und computervermittelte Kommunikation, ohne Seite

[39] Vgl. Cleppin/Lerche 2010, Seite 105 ff

Die Technik ist für geschulte Beratende ein kontrollierbares Medium, wobei die Apps ein effizientes Werkzeug darstellen und das relevante Zentrum die Mischung aus reale und virtuelle Begegnungen bleiben[40]. Zudem besteht die Chance, durch die Effizienz und auf das Ziel fokussierte Handeln die knapper werdenden Ressourcen, sowohl finanziell als auch personell, über den Einsatz von onlinebasierten Kommunikations- und Informationskanälen auszugleichen[41]. Sozialpolitische Chance und Herausforderung stellt die Umwälzung der gewonnen Ressourcen durch die Onlineberatung auf die Erhaltung ortsnaher Beratungsangebote dar[42].Nach wie vor fehlen angemessene Entlohnungsmodelle für die Onlineberatung[43], sowie die Anerkennung bei Krankenkassen und ein eventuelles zu entwickelndes Gütesiegel[44].

Insbesondere in der aktuellen Zeit der Corona-Pandemie, in der es ein hohes Maß an Einschränkungen für jeden Einzelnen, sowie für Gewerbetreibende und den Einzelhandel gibt, sind Onlineangebote in ihrer Attraktivität gestiegen und präsentieren sich als naheliegende Lösung. Gerade zu Zeiten, in der Beratungstermine abgesagt werden und das alltägliche Leben teilweise von neuen, vor Pandemieausbruch unbekannten Ängsten und Nöten bestimmt werden, welche zu bearbeiten sind[45].

---

[40] Vgl. Fachzeitschrift für Onlineberatung und computervermittelte Kommunikation, ohne eite

[41] Vgl. Cleppin/Lerche 2010, Seite 105 ff

[42] Vgl. Cleppin/Lerche 2010, Seite 106 ff

[43] Vgl. https://www.researchgate.net/publication/
     333641398_Digitale_Beratung_in_der_Sozialen_Arbeit_-
     _ein_Einblick_in_die_gegenwartige_Lage_Erschienen_in_Zeitschrift_fur_Sozialpadagogik

[44] Vgl. https://www.researchgate.net/publication/
     333641398_Digitale_Beratung_in_der_Sozialen_Arbeit_-
     _ein_Einblick_in_die_gegenwartige_Lage_Erschienen_in_Zeitschrift_fur_Sozialpadagogik

[45] Vgl. https://www.e-beratungsinstitut.de/start/onlineberatung-handlungsempfehlungen-corona-2020/

11   Fazit

Resümierend lässt sich festhalten, dass Onlineberatung auf eine 25 jährige Geschichte zurückblicken kann, jedoch trotzdem in den Kinderschuhen steckt. Da es sich in der Beratung um eine individuelle und nicht-pauschalisierte Leistung handelt, ist meiner Meinung nach in Zukunft ein Ersetzen durch Maschinen/Roboter im sozialen Sektor nicht zu erwarten.

Trotz der hohen Akzeptanz durch die NutzerInnen, stehen der Onllineberatung keinerlei sozialpolitische Rahmenbedingungen zu Verfügung.

Zukünftig wird es erforderlich sein, die vorhandenen Technologien weiterzuentwickeln und neue innovative Beratungsformen zu entwicklen und weiterzuentwickeln. Dies kann z.B. die Spracheingabe oder automatisierte Systeme sein. Auch politisch stehen der Onlineberatung weiterhin grundlegende Entwicklungen von Rahmenbedingungen und Ausbildungsrichtlinien, sowie -standarts bevor.

Trotz alle dem sollte auch in Zukunft nicht ausschließlich auf die Onlineberatung gesetzt werden. Die Entscheidung, welche Beratung die geeignete ist, wird unter anderem von der Zielgruppe und der vorhandenen regionalen Infrastruktur bestimmt. Das richtige Verhältnis von Online- und realer Gesicht-zu-Gesicht-Beratung ist ein guter Mittelweg, welcher sich in einem ausgewogenen Verhältnis positiv auf den Beratungsprozess auswirken.

Nach ausgiebiger Recherche und Auseinandersetzung mit dem Thema "Onlineberatung" bin ich zu dem Ergebnis gekommen, dass sich Onlineberatung auf Grund der verschiedenen Formen und bereits bestehender rechtlicher Richtlinien und Standarts als kontaktlose Alternative, gerade in Hinblick auf die Verbindung mit herkömmlicher Beratung von Angesicht zu Angesicht eignet, sich jedoch weiterhin ein hoher Entwicklungsbedarf in allen Bereichen abzeichnet.

Cleppin,Georg/Ulrike Lerche   Soziale Arbeit und Medien
                                       Ulrike Lerche (Hrsg.)
                                       VS Verlag
                                       1. Auflage

12 Literatur- und Quellenverzeichnis

                                        2010

Engelhardt, Emiliy M.   Lehrbuch Onlineberatung
                                        Vandenhoeck & Ruprecht Verlage
                                        Göttingen
                                        2018

Lang, Josef   Fachzeitschrift für Onlineberatung und
                                   computervermittelte Kommunikation
                                        ISSN 1816-7632
                                        11. Jahrgang
                                        Heft 2
                                        Artikel 2
                                        Oktober 2015

https://www.aerzteblatt.de/pdf.asp?id=63334
(letzter Aufruf 17.12.2020)

https://www.e-beratungsinstitut.de/start/onlineberatung-handlungsempfehlungen
corona-2020/
(letzter Aufruf 16.12.2020)

https://www.dajeb.de/beratungsfuehrer-online/beratung-in-ihrer-naehe
(letzter Aufruf 04.01.2021)

https://www.dgsf.org/ueber-uns/gruppen/fachgruppen/online-beratung
(letzter Aufruf 05.12.2020)

https://www.researchgate.net/publication/
333641398_Digitale_Beratung_in_der_Sozialen_Arbeit_-
_ein_Einblick_in_die_gegenwartige_Lage_Erschienen_in_Zeitschrift_fur_Sozialp
adagogik
(letzter Aufruf 14.11.2020)

https://www.socialnet.de/lexikon/Onlineberatung
(letzter Aufruf 14.11.2020)